I0070520

QUELQUES CONSIDÉRATIONS

# PHYSIOLOGIQUES ET HYGIÉNIQUES

## SUR L'ALIMENTATION,

### Par M. le docteur PLOUVIEZ,

DE LILLE.

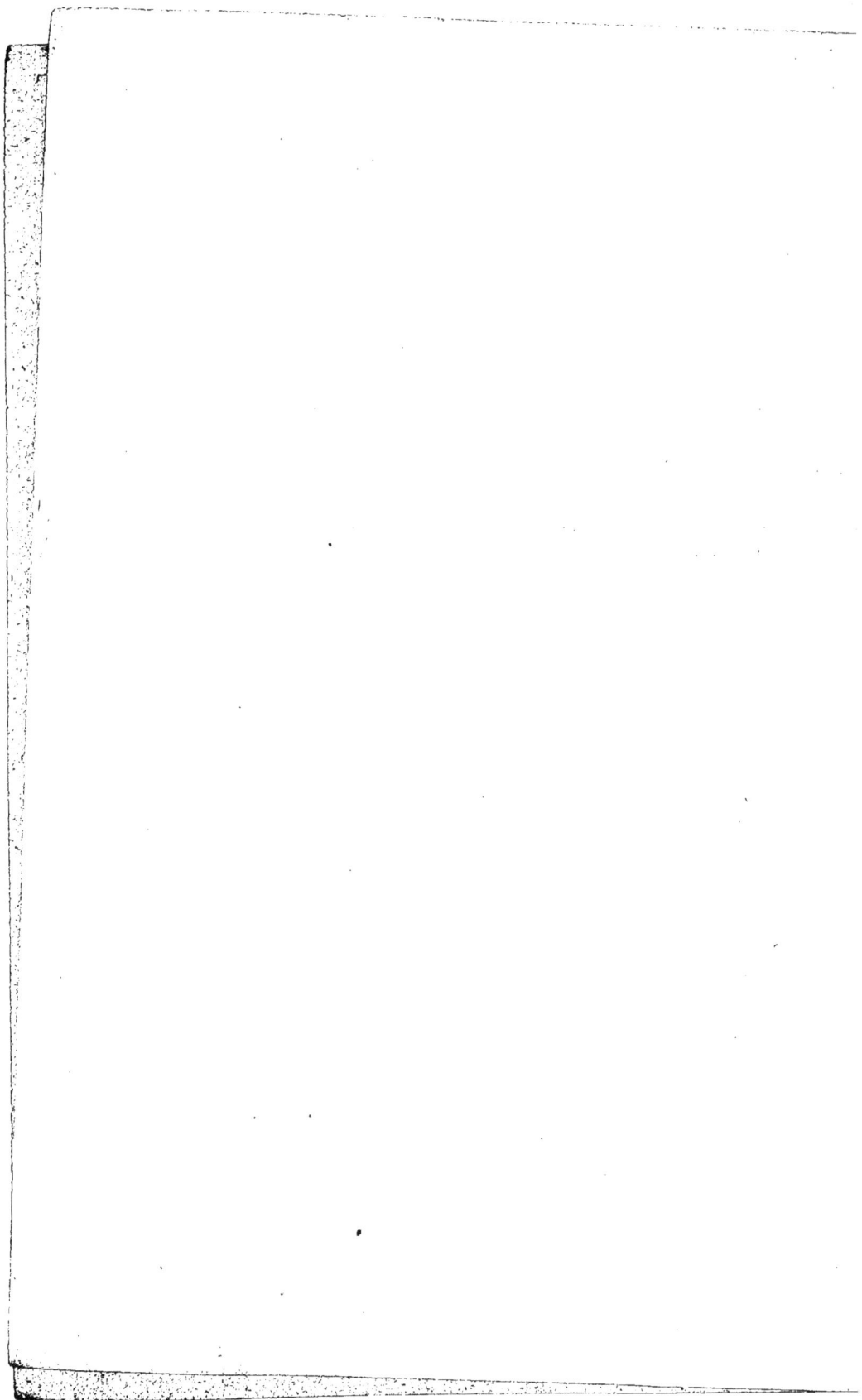

# CONSIDÉRATIONS PHYSIOLOGIQUES

## ET HYGIÉNIQUES

### SUR L'ALIMENTATION,

Par M. le docteur PLOUVIEZ, de Lille.

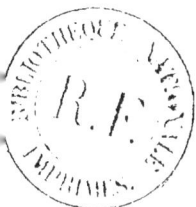

Le corps humain ne s'entretient que par l'intervention et le renouvellement constants d'une multitude d'agents qui réagissent sans interruption les uns sur les autres depuis le commencement jusqu'à la fin de la vie. Les appareils organiques sont comme des laboratoires dans lesquels s'exécutent des opérations de chimie vivante auxquelles préside un principe inconnu dans son essence, le *principe vital*. En effet, une force préexistante ou co-existante donne la principale impulsion, et c'est cette force, *anima vivens,* pour la distinguer de l'âme, *anima rationalis,* qui est le mobile de la succession non interrompue des décompositions et des récompositions auxquelles tous les organes sont assujettis. La matière *(corpus)* n'a pas de puissance par elle-même; elle n'est qu'un instrument passif sans lequel cependant il n'y a point de vie possible...

D'après quelques physiologistes, les seuls corps indispensables à la conservation de l'existence sont l'air atmosphérique, l'eau, plusieurs principes tirés du règne végétal et animal, comme l'albumine, la fibrine, l'osmazome, le caséum, etc. Selon eux, il suffit que les quatre éléments suivants : oxigène, hydrogène, carbone et azote, fassent partie des dernières substances pour qu'elles soient suffisamment nutritives. D'autres, sans nier leur absolue utilité, prétendent que des minéraux doivent leur être toujours associés. Il est impossible de ne pas admettre la nécessité de leur présence, aujourd'hui que la chimie organique nous a mis sur la voie des réactions auxquelles quelques-uns participent, le fer, le chlore et le sodium surtout. Car, s'il est vrai que les globules, l'albumine, la fibrine proviennent de l'association d'éléments simples en proportions variables, il est tout aussi incontestable que cette association ne suffit pas pour les rendre assimilables et qu'ils ont besoin pour cela de la coopération de quelques minéraux....

Les aliments sont ou féculents, contenant de l'hydrogène et du carbone ; ou azotés, tels que les fibrineux, les albumineux. Les premiers sont ce qu'on peut appeler les faux aliments, c'est-à-dire ceux de combustion, qui n'augmentent pas le poids des organes et qui servent principalement à la respiration et à la

calorification. Les seconds réparent les pertes éprouvées par l'organisme, (
sont les vrais aliments, c'est à dire ceux de la vraie nutrition....

Quoi qu'il en soit, nous ne nous appesantirons pas davantage sur le rô
qu'ils jouent dans nos fonctions; nous dirons seulement que la vie est liée pa
un rapport intime à la préhension de certaines substances alimentaires do
la transformation dans l'estomac constitue la fonction de la digestion. La pâ
homogène, visqueuse, grisâtre qui se forme tout d'abord, s'appelle *chyme*. I
salive et le suc gastrique sont les principaux agents de cette décomposition
laquelle président, comme dans toutes les fonctions, des phénomènes chimic
vitaux. Les expérimentateurs ne sont pas tous d'accord sur leur importan
relative. Les uns prétendent que la salive n'a aucune action chimique, qu'el
ne sert qu'à la mastication et à la déglution; d'autres, qu'elle change l'amid
en glucose (mialhe). Quant au suc gastrique, ils sont unanimes pour reco
naître ses propriétés décomposantes. Sous l'influence des différents princip
qu'ils contiennent, les animaux digèrent simultanément les alimens fécule
et les albumineux. La pâte chymeuse étant arrivée au degré convenable
transformation, passe à travers le pylore dans le duodénum où sont versés
suc pancréatique et la bile. Là, son acidité est bientôt remplacée par l'alca
nité. L'alcali de la bile sature l'acide de cette pâte, émulsionne la graisse
aide ainsi à la formation du chyle.

Le foie a encore d'autres fonctions dont le but n'est pas bien connu; p
exemple, M. Claude Bernard a découvert qu'il secrétait du sucre, de mêm
qu'il a découvert que le suc pancréatique avait également pour mission d'ag
sur les graisses, en les émulsionnant pour les rendre absorbables.

Malgré les assertions contraires de certains physiologistes, l'appareil b
liaire doit avoir une importance considérable. D'ailleurs n'est-il pas char
de suppléer aux fonctions pulmonaires comme celles-ci peuvent y suppléer
leur tour? Depuis l'état embryonnaire, cet antagonisme existe entre eu
ainsi, quand les poumons fonctionnent mal, il y a supersécrétion de produ
carbonacés par le foie, parce qu'ils ont cessé de les expulser; ou bien,
s'emparant du carbone et de l'hydrogène, il se charge de graisse, et c'est
cette manière que se forme le foie gras dans la phthysie, et de là égaleme
cette prédisposition aux maladies dont il est atteint si fréquemment da
l'Inde, l'Algérie, etc.

Tout ceci ne suffit-il pas, sinon pour prouver, du moins pour faire press
tir que le foie est destiné à remplir un grand rôle? La bile provient des pr
duits carburés dans la mutation des tissus, versés par le sang veineux ou ar
riel dans cet organe. Sa quantité sécrétée en vingt-quatre heures, est de 5
à 750 grammes, dont une partie retourne dans le sang avec le chyle où e
est brûlée; la soude est ensuite sécrétée par les reins en même temps que
matières devenues impropres à la vie. L'urée, qui est le dernier terme de le
modification, est en quelque sorte un corps brûlé qui résulte de leur oxid
tion; il est aussi sécrété par les reins avec l'acide urique, les sulfates,
phosphates, les lactates et les chlorures, qui tous sont produits par suite
changements organiques. La quantité d'urine excrétée en vingt-quatre heur
est de onze à douze cents grammes. C'est un des principaux actes de la vie

L'élément réparateur par excellence, celui qui fournit aux déperditions
toute espèce, s'appelle chyle (1). C'est un fluide d'un blanc mat ou rose, pr

(1) Depuis que ce Mémoire a été composé, M. C. Bernard a présenté à l'Ac
démie des Sciences, dans sa séance du 9 décembre dernier, un travail du pl

duit complexe, mélangé de salive, de suc pancréatique et des sucs extraits des aliments liquides ou solides. Ce que l'on sait sur son origine, c'est que parmi les matériaux qui le composent, les uns y sont arrivés inaltérés (l'eau); d'autres légèrement modifiés (corps gras); d'autres transformés (les matières azotées); d'autres en dissolution (les sels). D'après des dispositions individuelles inexplicables, le chyle n'est pas toujours identique. On a même vu des différences chez le même individu sans qu'il y ait modification dans le mode alimentaire. Selon M. Bouisson, il contient des globules, des corpuscules réguliers et des globulins, en sorte qu'il ne ressemble en rien physiquement aux corps d'où il a été extrait. La matière qui compose ces atômes microscopiques est de l'albumine et de la fibrine. Ils s'accroissent successivement par la superposition de couches albumineuses et par l'addition d'une enveloppe colorée au moment où le chyle passe à l'état de sang. Au-delà des ganglions mésentériques il se mêle à la lymphe, puis il continue à subir un travail graduel de perfectionnement qui le rend de plus en plus semblable au liquide qu'il doit remplacer. Dans la succession de tous ces changements, il ne faut pas oublier la puissance de l'influx nerveux sans lequel les transformations ne peuvent avoir lieu....

Presque toujours les altérations du sang dépendent d'un mauvais chyle, et un mauvais chyle d'une mauvaise alimentation. Le D.ʳ Klencke a déterminé dans une série d'expériences, au moyen d'une nourriture particulière, des maladies qui ressemblaient aux scrophules. Le chyle n'offrait ni ses caractères physiques, ni ses caractères microscopiques normaux : il ne présentait qu'un faible nombre de corpuscules adipeux, et les autres globules étaient d'un aspect granulé, irrégulier et même angulaire. Qui ne connaît encore

haut intérêt, sur le rôle de l'appareil chylifère dans l'absorption des substances alimentaires, travail qui modifierait de beaucoup les idées reçues si de nouvelles expériences venaient confirmer les siennes.

Les aliments soumis à la digestion se réduisant finalement, dans le canal intestinal, à trois substances principales : la matière sucrée, la matière albumineuse et la graisse émulsionnée, c'est sur chacun de ces principes nutritifs qu'ont porté les expériences de M. Bernard.

Selon cet habile physiologiste, les produits de la digestion pourraient être distingués, d'après leur voie d'absorption, en deux groupes : 1.° les matières sucrées et albumineuses, absorbées exclusivement par la veine-porte et traversant nécessairement le foie avant de parvenir aux poumons; 2.° les substances grasses absorbées par les vaisseaux chylifères et arrivant dans le système veineux général et dans le poumon sans avoir préalablement passé par le foie.

Cette dernière proposition ne doit pas être prise dans un sens aussi absolu que la première; car l'inspection microscopique et les expériences démontrent que la graisse est absorbée à la fois par la veine-porte et par le système des vaisseaux chylifères.

En résumé, dit M. Bernard, il n'y a qu'une substance alimentaire (la graisse) pour l'absorption de laquelle on puisse faire intervenir d'une manière évidente et réelle le rôle du système chylifère, et encore cette fonction, qui est partagée avec la veine-porte chez les mammifères, est-elle complétement annulée chez un grand nombre d'animaux, qui cependant digèrent et absorbent très-bien les substances grasses. Ainsi le chyle ne peut pas être considéré comme un liquide qui résumerait en lui tous les principes nutritifs des aliments.

Telle est en peu de mots l'analyse de l'important travail de ce célèbre physiologiste.

celles qu'a faites M. J. Guérin, par lesquelles il produisait à volonté le rachitisme, en mettant des animaux dans les conditions où se trouvent les enfants rachitiques des pauvres ? M. Verdeit a prouvé aussi qu'on pouvait changer la nature du sang par la nourriture; les animaux nourris exclusivement de viande avaient au bout de peu de temps un sang dont les cendres contenaient une très-grande quantité d'acide phosphorique combiné à des alkalis, et les carbonates disparaissaient, tandis que les animaux nourris de végétaux avaient un sang contenant une grande quantité de carbonates alcalins et peu de phosphates.

L'importance de ces belles recherches est immense, par les déductions pratiques auxquelles elles conduisent.

La cause de l'acidité de l'urine n'étant autre que l'acide phosphorique qui provient de la nourriture de substances qui contiennent toutes beaucoup de phosphates, comme le pain, les pois, les lentilles, les fèves, etc; il suffit, pour la rendre alcaline, de suivre un régime tout opposé; par exemple, en usant principalement de légumes, de fruits, de pommes de terre, de produits amidonnés, d'un peu de riz et de très-peu de pain. Donc, rien de plus vrai que la possibilité d'augmenter ou de diminuer les forces, de modifier le sang, les dispositions maladives (goutte et gravelle) et le tempérament, selon le régime que l'on adopte.

Le fluide nourricier traverse le canal thoracique avec la lymphe, et arrive dans la veine sous clavière gauche, où il est mêlé au sang, à l'humeur splénohépatique et au sucre formé dans le foie. Jusque-là il n'était que du sérum. Après son passage à travers les organes respiratoires, il n'est pas toujours entièrement mêlé au sang; on en trouve parfois dans les vaisseaux sanguins plusieurs heures après la digestion, ce qui indique que le dernier degré de perfectionnement exige un travail bien laborieux.

Le sang veineux mêlé aux autres liquides est porté du ventricule droit par l'artère pulmonaire vers les poumons, dans lesquels, par la loi de l'endosmose et de l'exosmose, les gaz se déplacent mutuellement, l'acide carbonique s'exhale avec de l'eau, tous deux produits de la combinaison de l'oxygène avec le carbone et l'hydrogène. La plus grande partie de l'oxygène avait circulé en nature avec le sang jusques dans les capillaires sanguins. Sans la présence des sels, l'hématose n'aurait pas lieu, l'air n'aurait point d'action sur le sang veineux. Cela est si vrai, qu'un caillot, qui en est dépouillé, ne rougit plus par le contact de l'oxygène. Le sucre a également la propriété de faire rougir le sang veineux; aussi la découverte de M. C. Bernard sur la production naturelle du sucre hépatique doit-elle avoir de l'importance dans l'hématose, acte pendant lequel il disparaît.

La fonction de la respiration ne consiste pas simplement à débarrasser le sang veineux de l'acide carbonique, de l'eau à l'état de vapeur, et à lui communiquer des propriétés plus animalisées, plus vitalisantes dans ses éléments; mais c'est aussi par elle que se perd en partie la protéine brûlée par l'oxygène dans nos tissus. Cette protéine, découverte par Mulder, est une substance azotée primitive, une sorte de type chimique, susceptible de se convertir en d'autres matières azotées. Elle atteint son plus haut degré de vitalité dans la trame de nos organes, puis elle est brûlée par l'oxygène quand elle est usée, comme nous venons de le dire.

Michaelis a démontré que la quantité des matériaux immédiats du sang et la proportion de leurs éléments, subissaient de notables modifications pendant la conversion du sang artériel en sang veineux. Le cruor ne présente plus la même couleur; il a perdu de l'oxigène et de l'hydrogène, et il a acquis en revanche une quantité équivalente de carbone et d'azote. La fibrine a changé de cohésion ; elle a perdu du carbone et de l'azote qui ont été remplacés par de l'oxigène et de l'hydrogène.

Quand les matériaux, propres à l'assimilation ont suffisamment servi, soit au jeu des réactions, soit à l'entretien des tissus, leur destination dernière est d'être entraînés et évacués par toutes les excrétions, principalement par les urines.

La transpiration cutanée qui est si importante pour la conservation des fonctions vitales, est considérable ; M. Thénard, l'estime pour un homme adulte, entre 840 et 2,442 grammes en vingt-quatre heures, minimum et maximum. D'après M. Barral, la perte moyenne d'eau par la peau est de 918 grammes ; par les poumons de 172 grammes. Le même auteur donne l'équation suivante de la statique chimique du corps humain,

### ENTRÉE. — 100.

| | | |
|---|---|---|
| Aliments solides et liquides, | 74 | 4 |
| Oxigène (environ 1,100 grammes par jour,) | 25 | 7 |

### SORTIE.

| | | |
|---|---|---|
| Eau de la perspiration, | 34 | 8 |
| Acide carbonique, | 30 | 2 |
| Evacuations, | 34 | 5 |
| Autres pertes, | 0 | 5 |

Le calorique est le résultat de la combinaison de l'oxigène avec le carbone de nos tissus et d'un peu d'hydrogène. La température moyenne de l'homme est de 29 à 30 dégrés Réaumur ou 37-38 degrés centigrades. La combustion est continuelle, égale, en sorte que notre chaleur est toujours à peu près au même niveau.

M. Despretz prétend qu'un adulte transforme chaque jour 435 grammes de charbon en acide carbonique ; or, on sait qu'un gramme de charbon développe par sa combustion autant de chaleur qu'il en faut pour porter 105 grammes d'eau à 75 dégrés ; en multipliant ces 105 grammes par 75, on aura le nombre de dégrés de chaleur produite par un gramme de charbon en combustion : ce calcul donne 7,875 dégrés de chaleur. Mais comme le corps de l'homme en brûle 435 grammes, il faut multiplier ce nombre par le dernier ; et on trouve alors que le corps d'un adulte dégage, dans une journée, 3,425,625 dégrés centigrades de chaleur. Ainsi, avec cette quantité de chaleur, on pourrait élever à la même température un gramme d'eau, ou bien porter à l'ébullition 34 kilog. de ce liquide. Cette énorme quantité de calorique se perd par la peau et les poumons, par le rayonnement, l'échauffement de l'air exhalé pendant la respiration, et par les urines.

M. Barral a porté la précision beaucoup plus loin encore ; il a fait ses calculs d'après l'état de la température atmosphérique en été et en hiver. En défalquant de la quantité de chaleur produite chaque jour celle prise par l'évaporation de l'eau transpirée, celle enlevée par l'air de la respiration, enfin celle prise par les aliments et les évacuations, il a trouvé par le calcul que la moyenne de la chaleur perdue par le rayonnement est de 30,000 unités de chaleur par jour ou 1,250 par heure *en été*, et de 42,000 par jour, ou 1,750 par heure en hiver. On peut établir, entre la chaleur dégagée ou gagnée par le corps et la chaleur perdue, l'équation suivante :

| | |
|---|---:|
| Chaleur prise par l'évaporation de l'eau de la perspiration, | 24, 1 |
| Chaleur enlevée par l'air de la respiration, | 7, 3 |
| Chaleur prise par le bol alimentaire, | 2, 2 |
| Chaleur prise par les évacuations, | 1, 8 |
| Chaleur perdue par le rayonnement et le contact | 64, 6 |
| Chaleur dégagée, | 100,0 |

Telle est à peu près, d'après nos connaissances actuelles, la destination finale de carbone, de l'hydrogène et des 24 à 30 grammes d'azote assimilé en vingt-quatre heures chez l'adulte par suite de la respiration et des digestions; telle est la vie fonctionnelle de tous les instants; les organes s'approprient après avoir modifié, changent sans cesse les substances immédiates qui s'usent et qui sont définitivement expulsées sous d'autres formes, sous d'autres composés; enfin, comme l'a constaté M. Chossat, les 11|12 de l'azote ingéré s'échappent par les urines, tandis que les 14|15 du carbone se dégagent par la respiration.

D'après les considérations qui précèdent, n'est-il pas facile de comprendre alors pourquoi tous les peuples de la terre ne peuvent être assujettis au même genre d'alimentation, les pertes *en calorique* et *en eau de perspiration* étant différentes selon les climats; pourquoi, par conséquent, leurs appétits sont si variés en raison de leur position sur le globe, et les guident si merveilleusement dans le choix des aliments, afin de les mettre à même de résister aux influences climatériques les plus opposées : par exemple, les substances alimentaires tirées du règne animal et les boissons fermentées conviennent tout particulièrement aux habitants des pays septentrionaux et infiniment moins à ceux de la zone torride. Aussi les peuples des régions polaires font-ils instinctivement un usage énorme des substances hydrogénées et carbonées pour fournir au besoin incessant d'une vive calorification, et de cette manière supporter plus facilement les froids rigoureux. Le lard, les huiles de poissons dont ils se nourrissent renferment de 66 à 80 de carbone. Au contraire, l'Africain qui perd moins de calorique est herbivore, frugivore, parce qu'il a besoin d'une nourriture moins forte, moins réparatrice, et les fruits frais des pays méridionaux dont il fait usage contiennent au plus 12 pour 100 de carbone.

Ces observations expérimentales ne sont-elles pas dignes du plus haut intérêt? N'y trouve-t-on pas des leçons dont on peut faire partout l'application avec fruit, selon les saisons? Au moyen des données scientifiques dont on dispose aujourd'hui, on explique encore pourquoi les aliments froids ne nourrissent pas autant que lorsqu'ils sont à un certain degré de température. Aussi les besoins si différents des peuples des régions les plus extrêmes du globe ne surprennent plus aujourd'hui. On comprend pourquoi le kamtschadale, les samoïdes vivent de poissons crus, d'huiles, de graisses, tandis que l'habitant du Midi vit de fruits sucrés et de végétaux moins carbonés; pourquoi les uns sont si avides de spiritueux et les autres si sobres, comment le régime si doux des uns serait insuffisant pour les autres; comment enfin les règles de l'hygiène doivent différer selon les latitudes et même selon les professions dont les pertes en raison de la fatigue ne sont pas les mêmes.

A défaut de ces faits n'en avons-nous pas d'autres dont nous sommes témoins tous les jours? Tout le monde sait qu'une promenade au grand air provoque un appétit plus vif; c'est une observation trop vulgaire pour qu'il soit nécessaire d'y insister, et rien n'est plus simple que d'expliquer physiologiquement cette augmentation de besoins ; car, outre une précipitation plus grande des jeux organiques, la perte en calorique et en perspiration cutanée se trouve plus considérable ; de là l'urgence de la réparer en prenant plus d'aliments.

Quoique l'homme soit omnivore en général, on peut dire pour se résumer qu'il est plus frugivore et herbivore dans les climats chauds et plus carnivore dans les saisons et les pays froids.

Si nous jetons maintenant les yeux sur la valeur nutritive des denrées dont il fait ordinairement usage, nous trouvons entre elles les rapports suivants en les désignant en kilog. pour plus de clarté. En d'autres termes, ce tableau indique le degré nutritif relatif de chaque aliment.

| | | |
|---|---|---:|
| (Levi) | Pain . . . . . . . . 12 } donnés ensemble. | |
| | Viande . . . . . . . 3 à 4 } | |
| | Pain seul . . . . . . . | 15 à 16 |
| | Pommes de terre. . . . . | 45 |
| | Riz . . . . . . . . . | 13 |
| | Fèves , . . . . . . . | 13 |
| | Fèves fraîches. . . . . . | 24 |
| | Pois . . . . . . . . . | 13 |
| | Pois frais. . . . . . . | 24 |
| | Lentilles . . . . . . . | 13 |
| | Lentilles fraîches. . . . . | 24 |
| | Haricots frais . . . . . . | 24 |
| | Haricots . . . . . . . | 13 |
| | Navets . . . . . . . . | 135 |
| | Carottes. . . . . . . . | 90 |
| | Epinards . . . . . . . | 90 |
| | Chou blanc. . . . . . . | 180 |

Ainsi donc la pomme de terre nourrit trois fois moins que le pain, onze fois moins que la viande, et ces proportions nutritives ne dépendent pas seulement de la quantité plus ou moins grande d'eau organique que ces aliments contiennent, car sur 500 parties de pommes de terre, l'eau y entre pour 375 et dans la viande maigre de bœuf pour 350.

Les liqueurs fermentées sont des aliments de combustion. Cependant on ne peut leur refuser de remplir aussi un rôle dans la vraie nutrition; elles nourrissent en vertu d'un certain nombre de principes qu'elles contiennent, outre l'alcool, comme le vin, la bière. Prises modérement, elles sont utiles pour mieux soutenir la calorification, les grandes dépenses de forces musculaires, dans les pays septentrionaux comme nous l'avons dit , ou pendant les hivers dans nos pays, tandis qu'elles sont presque constamment nuisibles sous la zône torride : ainsi les Espagnols à Porto-Rico ou à la Havane, dont la frugalité et l'abstinence sont remarquables, conservent la santé, et les Anglais, dont l'intempérance est connue, meurent en très-grand nombre.

Ces liqueurs sont inutiles et même nuisibles dans l'enfance et chez ceux qui, par profession, sont constamment exposés à une température assez élevée, comme les chauffeurs de machines, etc. L'eau ou les boissons rafraichissantes, légèrement vineuses, sont les plus convenables ; elles calment la soif, délayent les aliments pour faciliter la digestion et elles réparent les pertes causées par toutes les sécrétions et les excrétions. Que l'on juge de l'importance de l'eau, elle compose à elle seule plus des trois quarts du corps humain, elle favorise les assimilations, les décompositions, en servant d'excipient aux divers principes nourriciers. Peut-on dire alors qu'elle n'est pas nutritive, qu'elle n'a pas une grande part dans l'acte d'assimilation? Évidemment non. D'ailleurs, il a été prouvé que seule , elle prolongeait la vie.

Entre un usage raisonnable, rationnel des liqueurs alcooliques et l'abus ou l'ivrognerie, la distance est énorme. Autant elles peuvent être utiles dans le premier cas, autant elles sont pernicieuses dans le second.

D'après le tableau ci-dessus de la comparaison nutritive des aliments, on a vu que la viande de boucherie réunit sous un petit volume la plus grande somme de principes nutritifs susceptibles de réparer ou d'entretenir les forces. Malheureusement, les travailleurs n'en mangent que rarement, par la raison, dit M. Raudot, qu'il n'y a pas assez de bétail en France (1). Il est si vrai qu'elle donne plus de force et plus de vigueur que les ouvriers anglais qui en font un grand usage sont infiniment supérieurs aux nôtres. Les propriétaires d'une fonderie à Charenton ne purent obtenir des ouvriers du pays , la quantité de travail qu'ils obtenaient des Anglais, qu'en les obligeant à se nourrir comme ces derniers.

La consommation de la viande , chez nous , n'est guère que le tiers de ce qu'elle est en Angleterre. Puisque la matière première n'est pas assez abondante en France pour le moment, le travailleur ne pourrait-il pas y suppléer en partie par un régime mieux entendu des substances alimentaires dont il dispose à son gré? Par exemple, le but ne serait-il pas presque atteint s'il variait davantage sa nourriture, et s'il savait user plus convenablement du sel? Pour mieux rendre notre pensée quant aux aliments, qui n'est au reste que la conséquence d'observations expérimentales, nous dirons que celui qui mettrait de la variété dans le choix des légumineux et des féculents pendant les sept jours de la semaine entretiendrait mieux ses forces que celui dont la nourriture serait toujours la même, et cela en vertu surtout du principe aromatique différent de chaque produit, pois, haricots, lentilles, fèves, riz, etc. Il en est de même des viandes, même de celles qui nourrissent le plus. Il faudrait donc que la classe laborieuse diversifiât le plus possible les aliments , comme cela se pratique dans la classe aisée. C'est à cette condition là seulement que les substances alimentaires conservent toute leur valeur nutritive. Qu'on ne croie pas que ce désir, cette propension instinctive de changer d'aliments, soient caprice ou simple satisfaction du goût, car c'est le cri, c'est un besoin de la nature.

Quoi qu'il en soit, nous pensons que le régime tel que nous l'indiquons sustenterait plus que s'il se composait toute une semaine des mêmes denrées.

Plusieurs observations physiologiques sont en faveur de cette opinion; en voici les principales : Nulle substance n'est isolément alimentaire dans toute l'acception du mot ; en d'autres termes, seule, elle ne nourrirait pas longtemps. Si l'on ne donne que du gluten aux chiens, ils meurent; que du sucre

(1) Ce qui ne veut pas dire qu'il n'y ait rien à changer à l'état actuel des choses. Nous croyons, au contraire, qu'il faudrait qu'on donnât la viande au meilleur marché possible pour en répandre davantage l'usage; que ce serait le moyen de faire de plus en plus d'élèves. En d'autres termes , la production suivrait pour cet aliment, comme pour les autres, la marche ascensionnelle de la consommation.

et de l'amidon, ils meurent également. Si l'on nourrit des lapins uniquement avec des carottes, ils périssent dans la première quinzaine.

M. Magendie a encore démontré que si la matière azotée constituait la partie la plus essentiellement nutritive des alimens, ce n'était qu'à la condition d'être toujours mélangée avec des substances non azotées, car, seule, elle ne suffirait pas, comme nous l'avons déjà dit. Ainsi, l'albumine, la fibrine, toutes deux si propres à réparer les pertes matérielles de nos organes, doivent être unies à d'autres qui, une fois parvenues dans le sang, y brûlent en totalité pour entretenir la chaleur vitale, comme la graisse, l'amidon, le sucre, les acides organiques.

M. Dumas a donc dit avec juste raison que tout régime qui n'introduit pas dans le sang les principes nécessaires à l'entretien de la respiration, conduira tôt ou tard à l'inanition. Ne pourrait-on pas ajouter qu'ils ne sont pas toujours entièrement brûlés, qu'ils suppléent parfois aux aliments azotés quand ceux-ci sont pris en trop petite quantité pour entretenir la nutrition? N'est-ce pas ce que l'on voit chez certains hommes robustes qui prennent à tous les instants ou du vin ou des liqueurs, sans déterminer pour cela l'ivresse, et qui n'usent que de quantités fort minimes d'aliments solides?

Si nous n'avons point parlé jusqu'ici de l'usage du sel, c'est que nous nous réservions, à cause de son immense importance, de lui consacrer quelques considérations spéciales, afin que l'on puisse mieux apprécier le rôle qu'il joue dans les fonctions organiques.

Un fait capital sur lequel on ne peut trop insister, c'est que les alimens tirés du règne végétal ou animal ne nourriraient pas autant qu'ils en sont susceptibles, s'ils n'étaient assaisonnés d'une dose convenable de sel. L'on se tromperait donc en disant d'une manière absolue que la puissance d'alimentation de la viande est trois ou quatre fois plus considérable que celle des pois; car, pour cela, il faut toujours l'association, pour l'un comme pour l'autre, du chlorure de sodium. Ainsi, un aliment est nutritif, non-seulement en raison de sa quantité d'azote, mais encore en raison d'une dose convenable du condiment en question, surtout les substances féculentes. Un seul exemple suffira pour le prouver.

M. Bérard rapporte, dans ses leçons de physiologie, que des seigneurs russes, trouvant que la consommation du sel faite par leurs nombreux serfs leur coûtait trop cher, et pensant que ce condiment ne servait qu'à rendre les aliments agréables, cessèrent d'en donner. Les effets de cette mesure économique ne se firent pas attendre : au bout d'un certain temps, maigreur, faiblesse, dégoût pour les aliments, maladie et mort; tel fut le lot de cette misérable population. Il s'ensuivit une grande diminution de travail, et partant, de revenus. Ce que voyant, et sur l'avis d'un médecin qui constata un état de langueur et de faiblesse, accompagné de pâleur à la peau, de tendance à l'œdème et génération d'helminthes dans les intestins, les seigneurs se hâtèrent de rendre du sel à leurs serfs, qui revinrent bientôt à leur état de santé ordinaire.

Dans un mémoire présenté à l'Académie nationale de médecine en 1849, parmi nos expériences pour déterminer l'action du sel dans l'alimentation, nous en citions qui consistaient à supprimer la salière de nos repas, afin de voir l'influence de cette suppression que nous estimions être de 10 à 12 grammes par jour. En voici un extrait :

Peu de jours après, la faim était plus vive, et malgré une augmentation dans la consommation des aliments, il y avait état de langueur et de faiblesse. En trente-un jours, le poids du corps diminua de 2 kilog. Ces expériences, plusieurs fois répétées, donnèrent toujours les mêmes résultats.

Le sel a une part si grande dans toutes les fonctions de l'économie, que l'on peut même dire qu'il n'y a point de digestion, d'absorption, de dissolution de fibrine, d'albumine, point d'hématose, point d'assimilation, par conséquent point de vie possible sans sa présence dans tous les organes et dans tous les liquides nourriciers. Il suscite des excitations, des décompositions et des créations que l'on peut regarder comme une des principales causes de l'existence des êtres organisés. L'embryon lui-même qui n'est, dès les premiers jours, qu'un point adhérent à un sac vésiculaire rempli d'un fluide blanc, ne vit que parce qu'il contient des sels, et quand, quelques jours plus tard, le sang fait son apparition, c'est encore avec le concours de minéraux dont le sel fait toujours partie. Leurs combinaisons sont peu ou point connues, il est vrai ; elles sont mises en jeu, comme nous l'avons déjà dit, par ces lois que nous appelons puissance vitale, principe vital, dénominations qui ne nous apprennent rien sur leur nature, mais qui nous aident à comprendre qu'il y a des forces agissantes impondérables , un *impetum faciens*, un *énormion*, comme disait Hippocrate, sans lesquelles les matières resteraient dans l'immobilité. Ainsi, quels que soient les tissus ou les liquides sur lesquels nous jetions les yeux, nous trouvons que des sels leur sont ou doivent leur être associés pour avoir de la vie.

Essayons de suivre le chlorure de sodium à travers l'organisme et d'expliquer, autant que nos connaissances et de nombreuses expériences le permettent, les phénomènes physiologiques ou les réactions auxquels il donne lieu. Avant son introduction dans l'estomac, il peut être considéré comme faisant l'office d'assaisonnement. Il est probable que jusques-là il ne fait pas subir de changements aux substances alimentaires avec lesquelles il a été mêlé, si ce mélange a été de courte durée ; il augmente leur sapidité et il excite une sécrétion plus abondante des fluides buccaux. Il n'en est plus de même pendant son séjour dans ce viscère, dans lequel il favorise également la sécrétion des sucs gastriques : c'est là que commence une influence réactive et décomposante ; une partie de la dose ingérée se dissocie, le chlore forme de l'acide chlorydrique, qui augmente la force dissolvante du suc gastrique ; une partie de la soude reste à l'état de liberté, ou s'associe à des acides gras, à l'albumine qu'il maintient liquide. Après avoir coopéré pour sa bonne part aux opérations de la digestion, ce qui reste passe en dissolution dans le chyme, à travers l'intestin grêle, où il excite la sécrétion des fluides qui aident à la chylification, en même temps qu'il stimule les bouches des vaisseaux chylifères, dans lesquels une action chimique et vitale coïncide avec l'acte de l'absorption. C'est dans ce long conduit qu'il opère plus particulièrement l'extraction d'une plus grande quantité de fluides nourriciers. Porté par le sang et le chyle dans les poumons, il y favorise l'acte de l'hématose et l'augmentation du nombre des globules dont nous ferons connaître l'importance dans un instant ; il contribue à revivifier ceux qui existaient déjà, et qui avaient perdu leur couleur vermeille. Son rôle ne finit pas là ; le sang oxygéné est lancé ensuite dans toutes les parties du corps qui saisissent en lui les matériaux à leur convenance. Quoique tout soit mystérieux dans cet acte caché, nous savons pourtant que le sel agit ici, non-seulement comme stimulant, mais en poussant à une meilleure assimilation, en y utilisant sa base, ce qui est prouvé par la présence constante de plusieurs combinaisons sodiques dans les parties les plus intimes des tissus. Sans doute, il y a encore beaucoup de mystères parmi tous ces changements, la chimie organique ne nous les ayant pas tous fait connaître. Cependant, il n'est pas moins vrai que l'on peut suivre expérimentalement et présupposer d'après les résultats, l'influence du sel dans les différentes opérations auxquelles il conduit presque régulièrement. La machine humaine consomme beaucoup de soude et d'acide chlorhydrique. D'après M. Barral tous les sels se renouvellent complètement dans l'espace de huit jours environ.

L'influence du chlorure de sodium est particulièrement grande sur la plasticité du sang ; là, est son action capitale, de former un sang plus fort, plus abondant, ayant plus de globules et par conséquent plus de fer ; d'activer l'hématose et la calorification que nous ne devons pas oublier, car il est incontestable qu'on résiste mieux au froid ; qu'on s'enrhume moins facilement lorsqu'on en fait un usage convenable.

Les globules dont nous avons promis de dire quelques mots, sont le principal élément de la nutrition, le *pabulum vitæ* de tous les tissus. MM. Andral et Gavarre tont démontré que la vigueur d'un individu s'exprimait par leur quantité ; la plétore ou le tempérament sanguin par 130 à 155 ; la débilité, l'anémie par 109 à 65. Aujourd'hui ce sont des faits si bien acquis à la science, qu'en voyant un homme aux larges épaules, au teint coloré, on peut dire *à priori* à peu près le nombre de globules que contient son sang. Il en serait de même d'un individu plus faible, d'un tempérament lymphatique, ou de celui dont la nourriture est malsaine, insuffisante, qui vit dans des lieux obscurs dont l'air est peu renouvelé ; on dirait également *à priori* que le nombre de ses globules ne dépasse guère 110, 115, et l'analyse viendrait au besoin confirmer ces prévisions. Ces données, quoique approximatives, et malgré l'impossibilité de les préciser davantage, n'en sont pas moins d'une grande utilité pour les applications pratiques.

La naissance des globules est le résultat d'une action créatrice dans l'estomac, le duodenum ; ils se perfectionnent en traversant les glandes mésentériques, le sang, les poumons ; ils suivent en cela la loi générale de développement progressif, comme tous les corps organisés. Leur constitution est complexe, ils renferment de l'hématosine, de l'albumine, de la fibrine. On sait que l'hématosine contient du fer et, selon M. Millon, du cuivre, du plomb, etc. La diète, le défaut d'exercice les fait diminuer ; au contraire, une nourriture saine, associée à une dose suffisante de sel, favorise leur accroissement. D'après Wolf et Dœllinger, ils existent avant la formation du cœur chez l'embryon.

Le chlorure de sodium tend-il à augmenter la graisse ? Il est évident que si, par son concours, il y a extraction d'une quantité plus considérable de chyle, que s'il aide aux transformations et aux créations organiques, ce qui est incontestable, il doit augmenter aussi ce corps combustible, non dans cette proportion exagérée, ridicule même d'un kilogramme pour dix, d'après un proverbe allemand, mais dans la même mesure que les autres produits dont la destination est de donner plus de vigueur à toutes les fonctions.

Indépendamment de la nécessité du dosage rationnel, le mélange du sel aux aliments considéré sous le rapport du temps plus ou moins long de son contact avec eux mérite de fixer un instant notre attention : par exemple, la viande et le poisson, à l'état frais, convenablement assaisonnés, donnent plutôt un chyle abondant et de bonne qualité que lorsqu'ils ont été conservés longtemps au moyen de ce corps minéral. Et cela se comprend ; avec le temps, ces aliments finissent pas subir une diminution de poids par la perte de leur eau organique, des modifications qui en font des corps différents et inférieurs à ce qu'ils étaient primitivement ; une partie du chlore du sel s'étant combinée à l'hydrogène de la matière organique pour former de l'acide hydrochlorique, et la soude s'étant associée à d'autres produits chimiques. La soif vive que les salaisons provoquent, ne dépend pas toujours de la quantité de sel qu'elles contiennent, mais de leurs modifications nouvelles et peut-être aussi de la soude à l'état de liberté. Cela est si vrai que celles dont nous avions déterminé à l'avance le degré de salure produisaient presque toujours une altération bien plus intense que si l'on ajoutait une dose supérieure de ce condiment aux substances alimentaires fraîches ; ainsi 100 grammes de morue salée contenant 6 grammes de sel donnaient de la soif, tandis qu'on ne l'éprouvait pas avec 10 grammes dans 250 de lait. Donc, s'il est incontestable qu'il ait la propriété d'être conservateur, antiseptique, ce n'est qu'en privant les matières organiques de certaines qualités précieuses. Cet inconvénient se manifeste même après un temps très-court, moins profondément sans doute, mais d'une manière sensible. Après douze, quinze, vingt-quatre heures de contact, il y a une modification évidente, elles ont perdu de leur fraîcheur, ce qui est très-sensible au goût; déjà il y a eu commencement de réaction; c'est pourquoi on ne doit leur associer le sel quand c'est possible que quelques heures avant ou au moment de les utiliser.

Le chlorure de sodium, si nécessaire dans l'alimentation à dose rationnelle, est un poison à très-haute dose. Le D.ʳ Christison rapporte l'observation d'un homme qui mourut en vingt-quatre heures pour en avoir pris cinq cents grammes dans de l'ale. A trente ou quarante grammes à la fois, il produit tantôt le vomissement, tantôt la diarrhée. De dix à trente grammes, il agit comme vermifuge ou antifébrifuge, en sorte qu'on doit le considérer comme agent thérapeutique, même à faible dose, lorsqu'il est donné isolément en dissolution dans l'eau.

Entre le sel et un aliment, il y a cette différence que seul le premier ne peut entretenir la vie, que, pour qu'il puisse manifester toute sa puissance, il faut qu'il soit constamment associé à des substances hydrogénées, carbonées ou azotées.

En général, on n'en sait pas faire un usage rationnel, la classe ouvrière surtout. Peu de personnes en usent en proportion de leurs besoins réels ; par exemple, quand la nourriture est médiocre ou de mauvaise qualité. On ne doit jamais en prendre au point d'affecter désagréablement le palais, car il donnerait du dégoût, et c'est ce qu'il faut éviter. Les doses à employer varient entre vingt et trente grammes, selon les tempéraments, les conditions particulières de régime, et comme l'a dit M. Barral, elles doivent être en raison inverse de l'aisance; ainsi, l'ouvrier, dont l'alimentation se compose presqu'entièrement de légumes ou de féculents, en devra consommer plus du double, que le riche, dont la table est servie des mets les plus variés, qui contiennent naturellement des principes aromatiques abondants et une certaine dose de sel. En France, on estime la consommation de cinq à six kilos par an et par individu, estimation qui n'apprend rien sur la nécessité qu'il y a d'en user plus ou moins selon les positions. Dans le pays de Baden, l'estimation est de douze kilos; en Portugal, de dix à douze; en Angleterre, de vingt. Evidemment ce dernier chiffre est exagéré.

Lorsque l'usage du sel sera convenablement compris chez nous, la consommation normale ne pourra guère dépasser trente-cinq à quarante grammes par jour pour les travailleurs, ou environ douze kilos, et moitié moins pour la classe aisée, c'est-à-dire qu'elle sera à peu près le double de ce qu'elle est aujourd'hui.

D'après nos réflexions sur la nécessité de faire un choix convenable d'aliments, selon les climats et même selon les saisons, il ne peut être indifférent de prendre le sel à doses plus ou moins élevées dans certains pays; ainsi, il doit être de la plus grande utilité à haute dose (quarante-cinq à cinquante-cinq grammes) aux habitants des régions polaires, dont les déperditions de toute espèce, surtout en calorique, sont considérables, tandis que vingt à vingt-cinq grammes doivent suffire aux besoins de l'habitant des régions inter-tropicales. Dans les pays tempérés comme le nôtre, quoique les variations soient moins grandes, cependant il est bon de le doser selon la saison, les constitutions, la nature des aliments, ce que nous avons déjà dit, et quelques circonstances sur lesquelles nous nous arrêterons encore un instant.

L'homme au tempérament sanguin, vigoureux, et celui qui fait peu d'exercice, dont l'alimentation habituelle est succulente, doivent user très-modérément de sel pour éviter un excès de nutrition. Il en est à peu près de même du tempérament bilieux très-prononcé.

Les constitutions lymphatiques, au contraire, s'accommodent parfaitement d'en consommer la plus forte dose possible (trente à trente-cinq grammes). On peut en dire autant des personnes délicates, nerveuses.

Les tempéraments nervoso-bilieux en supportent parfois avec peine des quantités assez ordinaires; il faut alors les commencer moindres encore, et n'augmenter que successivement au fur et à mesure qu'ils s'y habituent. C'est principalement aux constitutions affaiblies, on ne peut trop insister sur ce point, que le sel pris avec calcul et persévérance, produit d'excellents effets. Sans doute qu'il ne rendra pas forte, robuste, une personne née avec une complexion délicate; mais il contribuera à lui donner un peu plus de vigueur. Et pour mieux rendre notre pensée, nous dirons que si son sang avait dans l'état normal cent dix à cent quinze globules, en peu de mois il en aura cent vingt à cent vingt-cinq. De cette manière, avec le temps, on peut modifier avantageusement son tempérament.

Quant aux hommes dont la profession exige une grande fatigue de corps et qui ne disposent que de légumes ou de féculents, ils doivent en consommer beaucoup, comme nous l'avons dit. Par ce régime, non-seulement ils gagneront en force et en santé, mais encore ils suppléeront, en partie du moins, au manque d'une certaine quantité de viande.

Cependant, il y a des professions dans lesquelles on doit s'en abstenir le plus possible pour ne pas favoriser des maladies graves, par suite de réactions de quelques agents avec le chlore du sel, comme ceux qui travaillent aux métaux, doreurs, peintres, ouvriers des fabriques de blanc de céruse, des mines de mercure, etc.

Il est aussi des dispositions maladives dans lesquelles il ne convient guère, comme les goutteux, les calculeux; il en est d'autres, au contraire, contre lesquelles il n'est que favorable, ce qu'a dit avec juste raison M. Amédée Latour, les personnes prédisposées aux affections chroniques de poitrine, toutes celles enfin qui sont menacées ou atteintes de maladies débilitantes, de rachitisme, de scrophule, etc.

Quant aux enfants qui ont, en général, un goût si prononcé pour le sel, loin de repousser ce penchant, il faut l'entretenir. Il n'en est pas de même des vieillards dont les articulations, les vaisseaux se recouvrent de concrétions calcaires, ils en useront très-sobrement.

En résumé, rien d'absolu pour les personnes de la classe aisée; peu de sel pour les tempéraments à type sanguin, et beaucoup pour les lymphatiques, les étiolés, les chlorotiques; rien d'absolu également pour les ouvriers dont les uns supportent une grande fatigue au grand air, à qui il est utile à très-haute dose, et dont les autres, par la nature spéciale de leurs professions, doivent en faire une consommation très-modéré. Ainsi, tel individu n'en a besoin que de 5 à 6, tel autre de 10 à 12 kilog. par an.

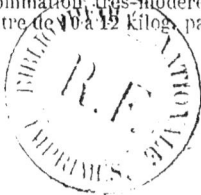

Lille. — Imp. de Leleux.

www.ingramcontent.com/pod-product-compliance
Lightning Source LLC
Chambersburg PA
CBHW050424210326
41520CB00020B/6736